Uwe Albrecht

Inner Wise®
Heilapotheke

*Werde Dein
eigener Heiler*

Allegria

Allegria ist ein Verlag
der Ullstein Buchverlage GmbH, Berlin

7. Auflage 2018
ISBN 978-3-7934-2212-9

Umschlaggestaltung und Satz:
FranklDesign, München
Gesetzt aus der RotisSansSerif
Druck und Bindearbeiten:
BookPlus International Ltd., Hong Kong

Inner Wise® ist

- energetische Medizin zur Selbstbehandlung und für Therapeuten
- eine Heilsinfonie für Seele, Herz und Körper
- die Wiederverbindung mit der Inneren Weisheit
- der Armlängentest als Kommunikation mit dem Körper und dem Herzen
- einfaches Herausfinden und spielerisches Lösen tiefer Blockaden
- erlernbar in wenigen Minuten
- zertifiziert als Medizinprodukt

Die Inner Wise® - Heilapotheke

Die Heilapotheke enthält

309 Heilsinfoniekarten zur Therapie
6 Testkarten zur Selbstdiagnostik
1 Kopierkarte zum Übertragen der Heilfrequenzen auf das Amulett
1 Amulett zur Anwendung der Heilsinfonie und zum Tragen am Körper
1 Handbuch

Wer gestaltet unser Leben?

Nicht der Verstand, der Geist oder der Wille formen unser Leben. Wären sie es, hätten wir Millionen von Lottomillionären und nur gesunde Menschen.

Es ist unser Unbewusstes, das unser Leben zu 95 bis 99 Prozent gestaltet und beeinflusst. Wenn wir etwas verändern wollen, sollten wir mit ihm reden und es überzeugen, dass es seinen Plan korrigiert.

Sind wir unglücklich oder krank, möchte unser Unbewusstes uns lehren, etwas zu verändern.

Sind wir erfolglos, sagt unser tiefes Muster:
»Ich bin es nicht wert.«

Wir können mit dem Unbewussten kommunizieren durch unser Bauchgefühl, unsere Intuition oder über den Armlängentest. Auch das Pendel und der Muskelkrafttest sind möglich.

Um im Unbewussten die Muster zu verändern, die Ursache unserer Realität sind, zu der auch Krankheiten, Misserfolg und schlechte Laune gehören, können wir es mit energetischen Frequenzen, Heilklängen, umstimmen.

Dieses Umstimmungsmittel sind die Heilsinfoniekarten der Inner Wise®-Heilapotheke. Um sie anzuwenden, musst du üben, deiner Intuition zu vertrauen und eine Kommunikationsmethode mit deinem Unbewussten, zum Beispiel den Armlängentest, erlernen. Das dauert nur wenige Minuten.

Der Armlängentest kann mehr als nur »Ja« oder »Nein« anzeigen. Er kann auch sagen:
Kleines Nein, Großes Nein, Allergie oder Panik, Anfangsstress oder Erstarrung. Den Armlängentest kannst du allein durchführen. Zum Beginnen und Üben folge meiner Anleitung.

Der Armlängentest

Unser Körper kann reden.

Er kann »Ja« und »Nein« sagen.

So wie unsere innere Stimme uns manchmal vor etwas warnt oder uns bekräftigt, zeigt unser Körper dies auch durch Veränderungen der Muskelspannung an.

Es ist eine Reaktion des Muskelsystems auf Stress. Dabei werden vom Gehirn über einen Botenstoff in der Geschwindigkeit von 1500 Meter pro Sekunde unsere Muskeln so gesteuert, dass bisher starke Muskeln, zum Beispiel die Armmuskeln, plötzlich schwach werden.

So erscheinen die Arme sofort bei Stress bei »Nein« Aussagen - verschieden lang. Das ist möglich, da unsere Arme von den beiden Hirnhälften getrennt gesteuert werden.

Normaler Test

Ja

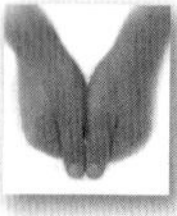

Nein

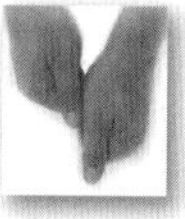

Allergie/Panik

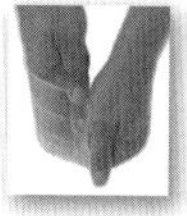

Anfangsstress → selbst behandeln

Ja

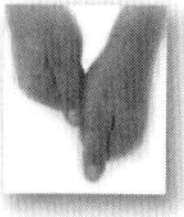

Nein

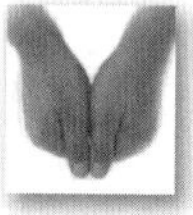

Blockade/Starre → selbst behandeln

Ja

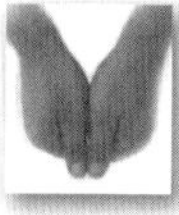

Nein

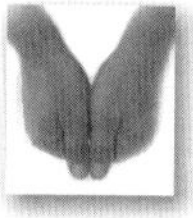

oder

Ja

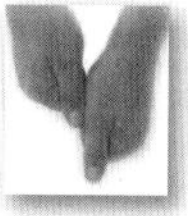

Nein

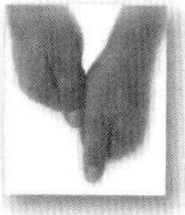

Der Körper redet

Zuerst zeige ich dir, dass dein Körper auf verschiedene Arten mit dir kommunizieren kann:

Denke an eine positive Erfahrung, spüre deine Atmung, deine Gefühle, spüre, wie du stehst und wie sich dein Energiefeld anfühlt.

Nun denke an eine negative Erfahrung und nimm wahr, was sich damit in dir verändert. Sprich das Wort »Ja« und höre in dich hinein - und dann das Wort »Nein«. Auch jetzt kannst du die Unterschiede wahrnehmen.

Die Muskeln sind stark oder schwach, dein Atem ist weit oder eng. Wenn du stehst, schwankst du nach vorn oder nach hinten, dein Energiefeld ist weit oder eng.

Du wirst noch viel mehr Antworten entdecken, wenn du tiefer in dich hineinhörst.

Nun kannst du den Armlängentest erlernen

Es ist möglich, die Sprache deines Körpers über den Armlängentest zu verstehen.

Lass die Arme locker neben deinem Körper hängen, entspanne Schultern und Arme.

Führe die Hände entspannt vor deinem Körper zusammen, genau in der Mitte vor deinem Körper. Drehe die Handrücken so nach außen, dass du die Daumennägel als Messinstrument sehen und nutzen kannst.

Wenn du in Balance, im Gleichgewicht bist, sind die Arme gleich lang. Die Daumen befinden sich auf gleicher Höhe.

Bringe die Arme wieder neben deinen Körper.

Sage jetzt einmal »Ja« und führe die Arme erneut vor dem Körper zusammen.

Sie werden die gleiche Länge haben.

Entspanne die Arme wieder und lasse sie locker an der Seite hängen.

Sage jetzt »Nein« und führe die Arme vor dem Körper zusammen.

Dieses Mal werden die Daumen nicht auf gleicher Höhe sein.

Dein Körper sagt »Nein«. Es macht ihm Stress, etwas Negatives zu sagen.

Nun übe noch einmal mit geschlossenen Augen.

Wenn die Arme schon zu Beginn verschieden lang sind, bist du aus dem Gleichgewicht geraten – du bist im Stress. Ziehe jetzt 1 bis 5 Heilsinfoniekarten, nimm sie an deinen Körper, und die Balance wird wieder hergestellt.

Wenn deine Arme beim »Ja« und »Nein« ihre Länge nicht verändern, bist du in einer Starre gefangen. Das ist ein Zustand, den du schnell beseitigen solltest.

Zur Selbstbehandlung ziehst du intuitiv 1 bis 5 Heilsinfoniekarten. Damit kommst du aus der Starre. Keine Sorge, du ziehst intuitiv immer die richtigen Karten. Lege die Heilsinfoniekarten nun in deine Hände und lasse sie wirken. Meditiere mit ihnen ein paar Minuten.

Wenn du fertig bist, sind deine Arme bei »Ja« gleich und bei »Nein« unterschiedlich lang.

Am Anfang sind die Differenzen der Armlängen beim Testen oft noch recht klein, das heißt 1 bis 3 cm. Je entspannter du wirst und je öfter du übst, desto größer werden sie. Auch Unterschiede von 10 cm sind dann nicht ungewöhnlich. Lass deinen ganzen Körper einfach locker, und du bekommst ganz klare Antworten.

Du kannst mittels deines Körpers mit deinem Unbewussten reden.
Denke an etwas Positives – die Arme sind gleich lang.
Denke an etwas Negatives – die Arme sind verschieden lang.
Der Armlängentest ist dein Stressdetektor.
Du hast ihn immer dabei.

Ein Video zum Armlängentest findest du unter *www.allegria-verlag.de*

Übe den Kugelblick

Zum Armlängentest gehört auch eine neue Art zu sehen, um ihn nicht im Sinne deiner bewussten Wünsche manipulieren zu können:

Es ist der Kugelblick. Stelle dir vor, du stehst in der Mitte einer Kugel und kannst aus allen Richtungen auf dich schauen. Nicht mehr du schaust aus dir heraus, sondern du schaust aus allen Richtungen von außen auf dich.

Mögliche Zustände beim Armlängentest

Der Normalzustand

Die Arme sind beim »Ja« in Balance, beim »Nein« ungleich lang. Wenn du auf etwas allergisch bist oder dich ein Thema in Panik versetzt, so wird die Armlängendifferenz immer größer, wenn du die Arme mehrfach hintereinander vor dem Körper zusammenführst.

Der Anfangsstress

Die Arme sind schon bei »Ja« im Ungleichgewicht und beim »Nein« werden sie gleich lang. Das ist wie bei einer Waage, bei welcher auf einer Waagschale bereits ein Gewicht liegt. Du legst dann auf die andere Seite auch ein Gewicht. Somit ist die Waage jetzt im Gleichgewicht.

Beim Anfangsstress ziehe bitte 1 bis 5 Heilsinfoniekarten, um die normale Balance wieder herzustellen. Beginne erst danach, mit dem Armlängentest zu arbeiten.

Die Starre

Die Waage ist eingerostet, bewegt sich gar nicht mehr. Die Arme verändern ihre Länge nicht beim »Ja« und »Nein«. Sie können dabei ungleich lang oder gleich lang sein. Das ist eine Erstarrung, und der Test ist nicht zu benutzen. In diesem Fall ziehst du 1 bis 5 Heilsinfoniekarten, bis der Normalzustand wieder erreicht ist.

Themen austesten und erkennen

Wenn du an ein Thema denkst, das dir Stress bereitet, zeigt der Test die Nein-Stress-Antwort an.

Du kannst auch einen Teil deines Körpers berühren und wenn dort ein Problem vorliegt, sind die Arme verschieden lang: Nein-Stress-Antwort.

Ist dein Herz gebrochen und nicht wieder geheilt: Nein-Stress-Antwort.

Schafft deine Leber ihre Arbeit nicht oder sitzt heruntergeschluckte Wut in ihr, gibt es ebenfalls eine Nein-Stress-Antwort.

Damit hast du immer die Möglichkeit, Themen selbst zu identifizieren, die Aufmerksamkeit benötigen.

Die Testkarten

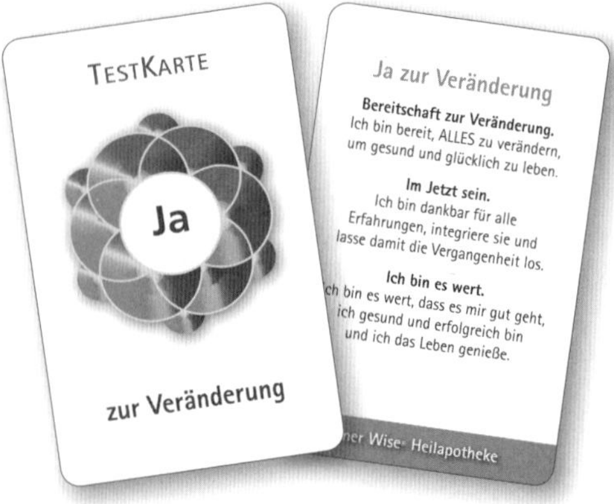
TESTKARTE
Ja
zur Veränderung
Ja zur Veränderung
Bereitschaft zur Veränderung.
Ich bin bereit, ALLES zu verändern,
um gesund und glücklich zu leben.
Im Jetzt sein.
Ich bin dankbar für alle
Erfahrungen, integriere sie und
lasse damit die Vergangenheit los.
Ich bin es wert.
ch bin es wert, dass es mir gut geht,
ich gesund und erfolgreich bin
und ich das Leben genieße.
ner Wise Heilapotheke

Mit den **6 Testkarten** kannst du die wichtigsten Themen einfach und schnell herausfinden. Sie enthalten die großen Themen wie Lebensenergie, Bereitschaft zur Veränderung, glücklich sein, eigene Identität, Ernährung, Körper, Liebe und Herzöffnung.

Die Heilsinfoniekarten

Die Heilsinfoniekarten sind in der Lage, den Stress auf allen Ebenen – körperlich, mental, emotional, energetisch und seelisch – auszugleichen.

Sie enthalten den Klang und die Frequenzen verschiedenster Heilmittel. Sie sind wie Instrumente, mit denen du deine eigene Heilsinfonie komponieren kannst.

Uns reichen meistens Frequenzen, Klänge oder Energien aus, um zu heilen. Denke an einen Menschen, den du liebst und du wirst unmittelbar die Wirkung eurer Liebe in dir spüren.

Die **309 Heilsinfoniekarten** sind Instrumente der göttlichen Liebe. Die Energien von Bachblüten, von Kristallen, Pflanzenfarben, Tieren, Mineralien, Sternenklängen, Erzengeln, Pflanzen und Symbolen sind in ihnen enthalten. Die Nummer auf ihnen verbindet sie mit den speziellen Energien der einzelnen Heilmittel. In der Liste der Heilmittel kannst du nachlesen, welche Mittel es sind und welche Bedeutung sie haben.

Die Heilsinfoniekarten auswählen

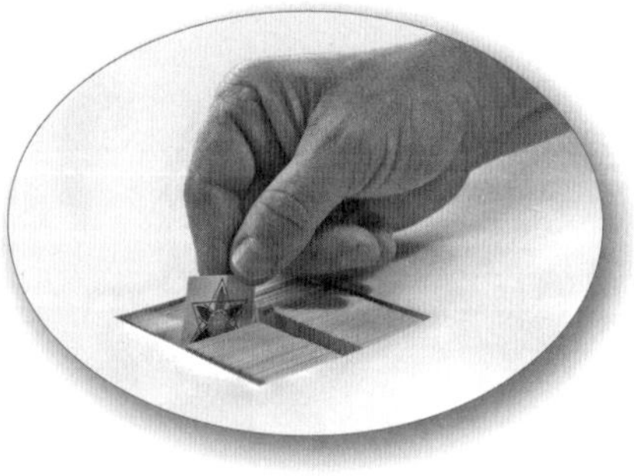

Du ziehst die Heilsinfoniekarten intuitiv. Deshalb sehen alle auch gleich aus, bis auf die Nummer auf ihnen. Fühle sie, vertraue deiner Intuition und nimm einfach die Karte heraus, die du als erstes greifen wolltest oder die sich am besten anfühlt. Dazu lässt du die Karten in der Box und klappst sie nur etwas auseinander, um eine Karte greifen zu können.

Wenn du die eine Karte in der Hand hast, testest du mit dem Armlängentest nach, ob das Thema noch Stress bereitet. Wenn ja, ziehst du eine weitere – so lange, bis das Thema stressfrei ist.

Wenn du die richtigen Karten gezogen hast, das können 1 bis 5 Heilsinfoniekarten sein, wird durch die Energien der Karten dein Thema, das bei dir Stress erzeugt, entladen, das Energiefeld wird geöffnet und die unbewussten Programme geklärt.

Dadurch kann sich deine Realität, dein momentanes Leben, ändern.

Die Selbstbehandlung

Ich empfehle dir, in einer Selbstbehandlung immer alle Testkarten auszugleichen. Die Themen sind oft miteinander verbunden, und zur Integration der

Lösung und Heilung ist es wichtig, alle damit verbundenen Aspekte mit zu betrachten.

Das ist kein großer Aufwand. Du schaust auf alle Testkarten oder nimmst alle an deinen Körper. Wird weiterhin Stress – eine Armlängendifferenz – erzeugt, bist du noch nicht fertig.

Dann nimmst du jede Testkarten einzeln. Die Karte, die Stress, also eine Armlängendifferenz erzeugt, ist die nächste, die bearbeitet werden möchte. Drehe die Testkarte nun um. Dort findest du jeweils drei Themen. Schaue die einzelnen Themen an oder tippe mit dem Zeigefinger auf ein Thema und teste dann. So kannst du exakt ermitteln, welches Thema bei dir Stress erzeugt. Vergiss nicht:

Die Testkarten kommunizieren nicht mit deinem Verstand, sondern mit deinem Unbewussten.

Wenn du die ausgewählten Heilsinfoniekarten bei dir trägst und beim Anschauen, Berühren oder Tragen aller Testkarten keine Differenz der Armlängen mehr entsteht, kannst du noch an deinen speziellen Themen und Symptomen arbeiten:

Bei Schnupfen stelle dir vor, deine Nase ist wieder frei.

Bei bevorstehenden Prüfungen stelle dir vor, wie du den Raum mit bestandener Prüfung verlässt.

Bei Problemen mit anderen Menschen stelle dir vor, wie ihr ehrlich miteinander redet und euch dabei in die Augen und ins Herz schauen könnt.

Bei Knieschmerzen stelle dir vor, wieder schmerzfrei rennen oder tanzen zu können.

Wenn du ein krankes Kind hast und du für das Kind eine Heilsinfonie komponierst, stelle dir vor, wie dein Kind wieder lacht und gesund ist.

Wenn dein Herz gebrochen ist, stelle dir vor, dass es sich wieder öffnet, liebt und vertraut.

So kannst du nach dem Testen mit den Testkarten, die die Grundbalancierung ermöglichen, deine Themen einfach durch das Ziehen von Heilsinfoniekarten lösen, wenn es noch nötig ist.

Auf den Webseiten www.allegria-verlag.de und www.innerwise.eu findest du Videos zur Anwendung der Heilapotheke.

Abschluss der Behandlung

Zum Abschluss stelle immer mit Hilfe des Armlängentestes die Frage: Kann ich noch etwas tun?

Wenn ein »Ja« als Antwort kommt, ziehe noch weitere Heilsinfoniekarten, bis die Frage mit einem »Nein« von deinen Armen beantwortet wird.

Nun hast du einen kleinen oder auch größeren Stapel an Karten: Das ist deine Heilsinfonie.

Damit sie wirken kann, musst du sie dir eine Weile immer und immer wieder anhören, indem du sie als Klang im Amulett speicherst und dieses trägst.

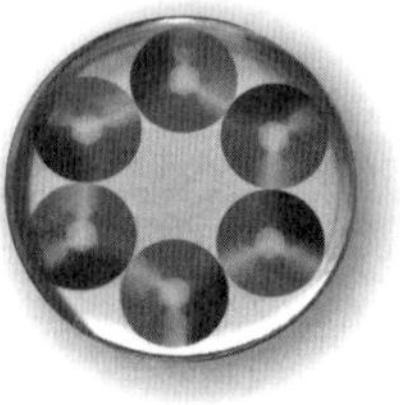

Heilsinfonie auf das Amulett kopieren

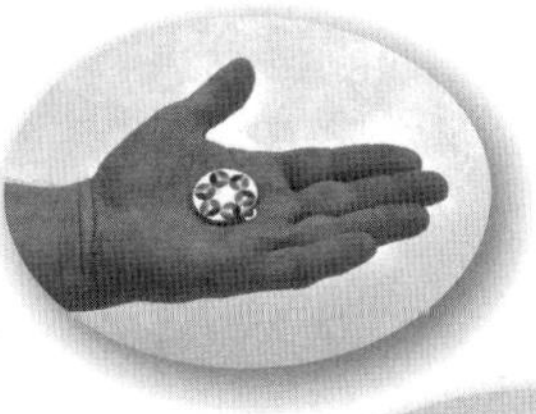

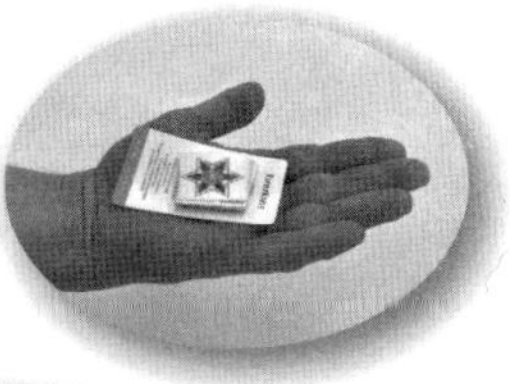

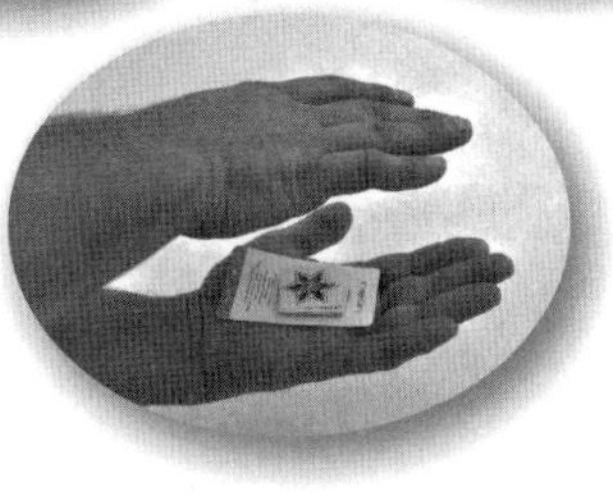

Dazu kopierst du die Heilsinfoniekarten auf das Amulett, welches in der Heilapotheke enthalten ist. Nimm das Amulett in eine Handfläche, lege die Kopierkarte darauf und auf die Kopierkarte den Stapel an Heilsinfoniekarten.

Nun nimmst du deine zweite Hand und hältst sie einige Zentimeter darüber. Schließe die Augen (mit geschlossenen Augen lässt sich vieles besser sehen) und konzentriere dich auf deine Hände. Innerhalb einiger Sekunden baut sich ein Energiefeld unter der oberen Hand auf. Es ist das Energiefeld, welches sich durch Inner Wise® entfaltet und du brauchst nun nur noch zu beobachten, wie es durch die Heilsinfoniekarten und die Kopierkarte in das Amulett strömt. Du kannst es spüren.

Dabei entsteht eine Art energetischer Welle, die sich vom Amulett im Raum ausbreitet. Zur Sicherheit und als Vertrauensübung kannst du das Amulett an deinen Körper nehmen und noch einmal an einige Stressthemen denken. Diese werden durch den Heilklang auf dem Amulett keinen Stress mehr erzeugen.

Das Amulett trägst du nun an einer Kette oder an einem Band über dem Herzen. Wenn dir die Energie in der Nacht zu stark ist, so lege es unter das Kopfkissen.

Um die Wirkung zu verstärken, nimmst du das Amulett mehrmals am Tage für ein paar Minuten in die Hand und meditierst mit ihm. Dabei stellst du dir den Optimalzustand deines Körpers, deines Lebens und deines Umfeldes vor. Du kannst das Amulett immer wieder neu bespielen mit Heilsinfonien. Es muss nicht entladen werden.

Was du nach den Behandlungen erwarten kannst

Schon während der eigenen Behandlung kommt es zu Öffnungen, Lösungen und Erleichterungen. Der Stress verschwindet und Harmonie entsteht. Dann können auch die Symptome verschwinden. Manche Symptome sind jedoch dafür da, dass wir den nötigen Druck bekommen, um etwas im Leben zu verändern.

Diese Symptome lösen sich erst nach den nötigen Veränderungen auf. Es kann auch sein, dass es nach den Behandlungen zu kleinen Reinigungen kommt, wie Träumen, Bildern, Gefühlen, die noch einmal präsent werden, um losgelassen zu werden. Manchmal reinigt sich sogar der Körper durch mehr Ausscheidungen.

Ziel der Arbeit mit Inner Wise® ist es, dir die Kraft und Chance zu geben, dein Leben zu verändern, damit du gesund und glücklich leben kannst.

Noch einmal: Der Ablauf Schritt für Schritt

- Heilapotheke öffnen, die Testkarten herausnehmen und nebeneinander hinlegen.
- Mit dem Armlängentest die Ausgangssituation ermitteln: Balance, Stress oder Starre.
- Sollte es Stress – verschieden lange Arme – als Ausgangssituation oder eine Starre – keine Veränderung bei »Ja« und »Nein« – sein, ziehe intuitiv Heilsinfoniekarten, bist du wieder in Balance bist und die Arme verschieden lang werden bei »Ja« und »Nein«.
- Testkarten austesten und mit den Heilsinfoniekarten ausgleichen, bis alle stressfrei sind. Die Themen der ausgleichenden Heilsinfoniekarten kannst du in der Liste der Heilsínfoniekarten nachlesen.
- Die Symptome, Themen und Visionen austesten und, wenn noch nötig, mit den Heilsinfoniekarten ausgleichen.
- Es ist möglich, mit der Heilapotheke auch Partner, Kinder, Freunde und Haustiere auszugleichen.

Nun kannst du die Heilsinfoniekarten auf das Amulett mit Hilfe der Kopierkarte übertragen und das Amulett tragen. Auch Tiere tragen die Amulette gern.

Du kannst mit der Heilapotheke regelmäßig arbeiten. Am Anfang empfehle ich dir, aller paar Tage einen Basischeck mit den Testkarten zu machen, um dein Energiefeld so frei und offen wie möglich zu halten.

Was tun, wenn ich Themen für andere Menschen trage?

Nicht alle Probleme, die wir haben, sind unsere. Ein Drittel aller Störungen tragen wir für andere Menschen: Partner, Eltern, Freunde, Kinder, Vorfahren.

Da wir Themen immer nur dort lösen können, wo sie entstanden sind, gibt es mit Inner Wise® die Möglichkeit, Heilsinfoniekarten für andere Menschen zu ziehen. Das gilt auch für schon verstorbene Menschen. Wir können die Energien der Heilsinfoniekarten als Geschenk vom Herzen den Seelen dieser Menschen schenken. Stelle dir einfach vor, die Karten den Seelen wie einen Blumenstrauß zu geben.

Die Seelen entscheiden selbst, ob sie das Geschenk annehmen oder nicht.

Mögliche Fragen dazu

- Ist das mein Thema? (Ja/Nein)
- Trage ich das Thema für jemand anderen? (Ja/Nein)
- Ist es wichtig, dass ich herausfinde, für wen ich es trage? (Ja/Nein)
- Seit wann trage ich es? (1 Tag, 1 Monat, 1 Jahr, 10 Jahre...)

Schöpfer der eigenen Realität werden

Unsere Realität ist wie ein Kuchen. Sie wird immer die Form annehmen, in der sie gebacken wird. Die Kuchenform unserer Realität ist unser Energiefeld. Mit der Inner Wise®- Heilapotheke befreist du dein Energiefeld von Beschränkungen, Blockaden, engen Vorgaben, Mustern und traumatisch bedingten Deformationen. Dann kannst du heil werden und deine Realität kann sich optimal entfalten.

Das Kämpfen ist vorbei, Leben passiert, und es ist für dich gesorgt. Es ist immer alles da, was du benötigst.

Wenn wir für oder gegen etwas kämpfen, kämpfen wir am Ende nur gegen unsere eigenen unbewussten Muster, Ladungen und Programme.

Jetzt bist du der Schöpfer deiner eigenen Realität.

Inner Wise® - ein ganzheitliches System

Inner Wise® ist ein Diagnose-, Heil- und Entwicklungssystem, das von Therapeuten in vielen Ländern angewendet wird. Entwickelt habe ich Inner Wise®, da ich als Arzt ein einfaches, sicheres und offenes energetisches Heilsystem suchte. Es beinhaltet das Wissen und die Erfahrungen zehntausender Behandlungen und die Weisheit verschiedenster Hochkulturen der Menschheitsgeschichte.

Inner Wise® ist ein System mit einer eigenen Intelligenz. Normalerweise billigen wir so etwas, außer bei Menschen und Tieren, gerade noch Computern zu. Inner Wise® ist wie ein Computersystem ohne Rechner, Kabel und Monitor. Und Inner Wise® ist eine Entfaltung göttlicher Kreativität. Das Schöpfungsprinzip braucht keine Computer zum Kommunizieren.

Das bedeutet, dass sich bei den Testkarten immer nur die nächste zeigt, die es zu bearbeiten gilt. So führt dich das Testsystem von selbst durch die optimale und effizienteste Reihenfolge der Fragen.

Bei den Heilsinfoniekarten bewirkt die Intelligenz des Systems, dass sich die Energiestärke der Karten auf den Anwender einstellt. Die enthaltenen homöopathischen Mittel benötigen keine Potenzierung mehr. Sie gehen von selbst in die maximal wirksame Resonanzschwingung zum Anwender.

Weitere Bücher, Videos und Inner Wise®-Produkte von Uwe Albrecht

YOU! Endlich glücklich

»Das Glück kommt zu den Glücklichen.«
(Connor Mayfield)
14 renommierte Experten aus den Bereichen Spiritualität, Lebensberatung, Psychologie, Philosophie und Wissenschaft nehmen erstmals Stellung zu den 7 essenziellen Themen des Lebens.
You! Life Productions 2010

Ja oder Nein - So einfach kann das Leben sein
Der Armlängentest als Entscheidungshilfe in allen Lebenslagen
Allegria Verlag 2011

Werde dein eigener Heiler
Das Handbuch zur Inner Wise® Methode
Allegria Verlag 2011

Videos

Auf www.allegria.de, www.innerwise.eu und bei Youtube sind Videos des Autors zum Armlängentest, zur Anwendung der Heilapotheke und zu Inner Wise® zu sehen.

Inner Wise®-Produkte

Amulette sind erhältlich unter www.innerwise.eu im Shop

Kursangebote

Basiskurse
Werde dein eigener Heiler
Endlich glücklich und kreativ
Flow im Business
Energy Medicine

Komplette Ausbildungen
zum Inner Wise® Therapeuten und
Inner Wise® Coach

Kontakt
www.innerwise.eu
info@innerwise.eu

Die Heilsinfoniekarten und ihre Bedeutung

Liste der Heilsinfoniekarten

Die Beschreibungen sind Inspirationen, die dir helfen sollen, zu dir zu finden, weiter zu wachsen und Hindernisse aus deinem Weg zu räumen.

In dieser Liste der Heilsinfoniekarten sind sie in verschiedenen Formen zu finden:

- Beschreibung von Problemen
- Beschreibung des optimalen Zustandes
- Anregungen

Es liegt an dir, diese zu deuten und umzusetzen.

Bachblüten

1 Agrimony – Odermenning
Mein Herz ist wieder offen. Ich kann die Masken fallen lassen, meine Gefühle und Gedanken zeigen.

2 Aspen – Zitterpappel
Negative Gefühle und Ängste haben keine Macht mehr über mich. Ich bin wieder frei, mein Glücklichsein zu leben.

3 Beech - Rotbuche
Mein Herzchakra öffnet sich wieder. Ich erkenne, dass ich allein für mein Leben verantwortlich bin und suche die Schuld nicht mehr bei anderen.

4 Centaury - Tausendgüldenkraut
Ich habe den Mut NEIN zu sagen. Ich bin es mir wert, dass mein Wohlbefinden im Zentrum meiner Aufmerksamkeit steht. Dann kann ich andere Menschen mit meiner Authentizität inspirieren, auch die Verantwortung für ihr eigenes Leben zu übernehmen.

5 Cerato - Bleiwurz
Ich habe den Mut, Entscheidungen zu treffen und vertraue meiner Intuition.

6 Cherry Plum - Kirschpflaume
Ich bin ganz bei mir in Frieden und Ruhe, verbunden mit der Mutter Erde und werde durch das Leben geführt.

7 Chestnut Bud - Rosskastanie
Ich bin fokussiert und konzentriere mich auf das Wesentliche. Ich habe keine Fehler im Leben gemacht, sondern Erfahrungen.

8 Chicory - Wegwarte
Ich vertraue anderen Menschen, dass sie für sich selber sorgen können. Meine Aufgabe ist es, mich selbst bedingungslos zu lieben und diese Liebe anderen Menschen zu schenken, wenn ich es möchte.

9 Clematis - Weinrebe
Ich wache auf aus dem Leben in der Vergangenheit und den Träumen über die Zukunft. Ich bin jetzt und hier.

10 Crab Apple - Holzapfel
Ich kläre mein Leben, um mich wieder rein und frei zu fühlen. Dann kann ich meinen Blick weiten und das große Bild des Lebens wieder sehen.

11 Elm - Ulme
Ich habe die Wahl und die Energie, mein Leben so zu verändern, dass ich Harmonie und Lebensfreude erfahre.

12 Gentian - Enzian
Ich erkenne die wahren Gründe meiner Unzufriedenheit, kläre sie und kann dankbar alle Erfahrungen annehmen.

13 Gorse - Stechginster
Es gibt immer einen Ausweg, solange ich die Hoffnung nicht aufgebe.

14 Heather - Heidekraut
Ich bin bereit, mich wieder auf andere Menschen einzulassen, mitzuteilen und zuzuhören.

15 Holly - Stechpalme
Durch Aggression, Eifersucht und Neid behindere ich mich selber. Ich fasse das Problem an der Wurzel und räume die Ursachen aus dem Weg.

16 Honeysuckle - Geissblatt
Ich komme aus der Vergangenheit in die Gegenwart. JETZT ist die einzige Zeit zum Leben.

17 Hornbeam - Weißbuche
Ja, ich überwinde meine Lethargie und Bequemlichkeit. Ich habe die Energie, alles zu tun, was ich möchte.

18 Impatiens - Drüsentragendes Springkraut
Ich atme tief ein und aus und finde meine Ruhe auch in chaotischen Umständen.

19 Larch - Lärche
Ich habe den Mut und das Selbstvertrauen, meine Träume zu leben.

20 Mimulus - Gefleckte Gauklerblume
Ich brauche mich nicht mehr zu verstecken und kann meine Kraft und Kreativität leben.

21 Mustard - Wilder Senf

Ich finde meine Stabilität und Lebensfreude, indem ich meine Identität, mich, lebe.

22 Oak - Eiche

Ich lebe für mich und NICHT für andere, und das Leben ist schön.

23 Olive - Olive

Ich schöpfe in der Ruhe neue Kraft.

24 Pine - Schottische Kiefer

Ich bin es wert, geliebt zu sein. Ich liebe mich für alles, was ich im Leben erfahren durfte.

25 Red Chestnut - Rote Kastanie

Ich vertraue, dass ein jeder Mensch sein Leben selbst erschaffen hat und eigenverantwortlich damit umgehen kann. Ich lebe mein Leben authentisch und inspiriere andere damit, es ebenso zu tun.

26 Rock Rose - Gelbes Sonnenröschen
Ich heile meine Wunden, so dass ich im Leben nicht immer wieder an sie erinnert und dadurch gelähmt werde. So kann ich auch in herausfordernden Situationen meine Ruhe bewahren.

27 Rock Water - Wasser aus heilenden Quellen
Es gibt kein Richtig oder Falsch. Ich lebe mein Leben, so wie ich es will, und es sich für mich richtig und gut anfühlt. Es ist mir egal, was andere darüber denken.

28 Sclerantus - Einjähriger Knäuel
Ich vertraue meiner Intuition und treffe Entscheidungen. Ich werde mich nicht mehr anderen Menschen zuliebe selbst verletzen.

29 Star of Bethlehem - Doldiger Milchstern
Ich atme das Leben wieder ein und aus.
Die Lähmung ist vorbei.

30 Sweet Chestnut - Esskastanie
Ich habe bis zur Erschöpfung gegen das Leben gekämpft. Leben, jetzt erlaube ich dich.

31 Vervain - Eisenkraut
Ich akzeptiere die Menschen wie sie sind. Ich drücke anderen nicht mehr meinen Willen und mein Weltbild auf.

32 Vine - Weinrebe
Ich gebe anderen den Freiraum, so dass sie sich unabhängig entwickeln können. Jeder Mensch kann nur für sich selbst herausfinden, was für ihn das Beste ist.

33 Walnut - Walnuss
Geburt. Neuanfang. Umbruch. Ich springe in das Ungewisse.

34 Water Violet - Sumpfwasserfeder
Mein wirkliches Ich kann ich nur selbst befreien. Und dann brauche ich mich nicht länger zu verstecken. Leben, ich komme.

35 White Chestnut - Weiße Kastanie
Mein lieber Kopf, gehe dich ausruhen und überlasse dem Herzen, mich durch's Leben zu führen.

36 Wild Oat - Waldrespe

Ich vertraue dem Fluss des Lebens. Ich habe bisher gekämpft, gewollt, gedrückt und habe dadurch die Zeichen nicht sehen können. Nun folge ich ihnen.

37 Wild Rose - Heckenrose

Ich befreie mich von allen Kompromissen und erlange damit meine Lebensenergie und Lebensfreude zurück.

38 Willow - Weide

Ich bin kein Opfer mehr, sondern werde Schöpfer meines glücklichen Lebens.

39 Rescue Remedy - Notfallmischung:
Impatiens, Star of Bethlehem, Rock Rose, Clematis, Cherry Plum

Ich zeige auch meine tiefen Gefühle offen. Ich lasse meine Maske fallen, denn ich habe nichts mehr zu verstecken.

Farben

40 Blau
Es ist weit, still und tief. Ich nehme mir Zeit zum Nachdenken, zur Einkehr und meiner Intuition zu lauschen.

41 Braun
Ich bin verbunden mit der großen Mutter Erde und genieße die tiefe Lebenslust der Reife und Erfahrung.

42 Cyanblau
Ich kann mit klarem Kopf und scharfem Blick jeder Herausforderung entgegen treten. Ich vertraue meinem Urteilsvermögen und bewahre die Übersicht.

43 Goldgelb
Ich lasse meine Gedanken schnell, klar und logisch sich in alle Richtungen ausbreiten.

44 Grün
Ich lebe die sanfte und natürliche Lebensweise, die Zeit zum Träumen, Hoffen und Empfangen gibt.

45 Hellgrün

Ich spüre die Energie in mir sprudeln: Kindliche Leichtigkeit und Tatendrang kommen wieder hervor. Frühlingsgefühle erwecken mich.

46 Orange

Sinnlichkeit, Vitalität und Lebenslust. Ich lasse lebensfrohe Gefühle wieder zu und erlaube lebendige Harmonie und Freude.

47 Rot

Ich liebe meine Impulsivität, Tiefe, ein hohes Tempo und meine Sexualität. Ich bin mir meiner edlen und königlichen Anteile bewusst.

48 Schwarz

Mein Lebenszyklus: einlassen – loslassen, Tag – Nacht, Tod – Neugeburt. Die Zeit dazwischen ist der Besinnung und der Reinigung gewidmet.

49 Violett

Genialität und Inspiration begleiten meine gelebte Spiritualität. Ich gebe mich hin und handele gemäß meinen Idealen. Die Kraft kommt aus meinem Inneren, aus meiner Verbindung zur Quelle der Schöpfung.

Tiere

50 Adler

Geist. Die Fähigkeit, dich mit der spirituellen Welt zu verbinden und auf Erden im Gleichgewicht zu bleiben. Die Höhen und Tiefen des Lebens zu erleben. Hell und Dunkel anerkennen und erleben. Ängste überwinden. Deine Liebe zu dir ist Voraussetzung für den Flug. Das Bekannte hinter dir lassen und die Höhen entdecken. Die Vergangenheit aus einer neuen, klaren Perspektive sehen.

51 Alligator

Integration. Urteile trüben das Bild der Situationen. Um wieder klar sehen zu können, musst du Urteile und Meinungen abstreifen. Werde dir deines Wachstums bewusst und integriere die neuen Bedürfnisse in die neue Situation. Integriere Fehlendes oder Zurückgelassenes wieder in dein Leben. Hast du dich durch unnötige Taten verausgabt? Suche unter der Oberfläche des ruhigen Wassers nach dem wahren Problem.

52 Ameise

Geduld. Gruppenbewusstsein. Genauigkeit. Auch kleine Schritte bringen dich deinem Ziel näher. Verliere dein Ziel nicht aus den Augen. Nur mit Geduld kannst du dein Werk vollenden. Vertraue in das Universum, es liefert dir alles, was du benötigst.

53 Antilope

Handeln und überleben. Nimm nur, was du wirklich zum Überleben brauchst. Werde dir deiner Sterblichkeit bewusst, um vollkommen im JETZT leben zu können. Um die vor dir liegende Klippe zu überbrücken, musst du jetzt springen, es bleibt keine Zeit zum langen Überlegen oder zum Warten. Handle schnell und ohne zu Zögern. Pass auf, dass du dich den andern nicht zu sehr unterwirfst. Du bist einzigartig, also handle auch auf deine eigene Weise.

54 Bär

Selbstbeobachtung. Vertraue deiner Intuition, anstatt andere um Rat zu fragen. Du kennst dich selbst am besten. Suche Selbsterkenntnis in der Stille. Selbstverantwortung anerkennen. Tiefe Klarheit. Genieße den süßen Honig des Lebens.

55 Berglöwe

Führung. Gebrauch von Macht. Biete Führung an, ohne zu erwarten, dass dir gefolgt wird. Lass dich von deiner inneren Stimme leiten. Missbrauch von Macht. Du kannst niemanden zwingen, dir zu folgen. Lasse jedem die freie Wahl. Einige werden dir folgen und andere nicht. Es wird immer jemanden geben, der unzufrieden ist. Das ist okay. Bleibe IMMER dir selbst gegenüber wahrhaftig. Verbirg dich nicht im Schatten von Schüchternheit.

56 Biber

Baumeister. Räume deinen Weg frei von Hindernissen, sodass du mit deinen Projekten voll durchstarten kannst. Teamarbeit ist manchmal notwendig. Passe deine Baupläne den Umständen an und beharre nicht stur auf einer Ansicht. Auch Alternativen sind vollwertige Lösungen. Handle jetzt. Setze Ideen in die Wirklichkeit um. Verwirkliche Träume. Bringe deine Projekte bis zur Vollendung, sonst werden sie dem Strom nicht standhalten und der Damm wird brechen.

57 Blaureiher

Selbstreflektion. Schaue in dein Inneres, um dein Selbst und mögliche Veränderungen zu erkennen. Sei nicht zu streng zu dir selbst. Finde den Mut zur Selbstbeobachtung. Übertreibe jedoch nicht, denn zu viel Selbstreflektion kann dich egozentrisch machen. Auch Fehler und Fehltritte sind wichtige Schritte auf dem Weg deines Wachstums.

58 Büffel

Gebete werden erhört. Das Leben der weiten Steppen und des grünen Grases: Leben in Überfluss und Fülle. Alles Leben und alle Wege sind heilig. Einbindung in den Großen Geist, die Quelle des Lebens. Ich bin ein Teil der Quelle und in Harmonie mit allem Sein. Demut und Dankbarkeit. Frieden.

59 Dachs

Angriffslust. Sei bereit, für deine Sache zu kämpfen, ohne einen Gedanken an mögliche Konsequenzen zu verlieren. Es gibt alternative Wege, um an deine Ziele zu kommen. Beharrlichkeit. Lass dich nicht von jeder Wetterveränderung in eine andere Richtung lenken, bleibe auf deinem Weg, auch wenn das heißt, große Hindernisse überwinden zu müssen. Jeder Ärger hat seine Quelle in einem Ärger auf dich selbst. Finde nützliche Wege, die Energie deines Ärgers – deiner Wut – zu nutzen. Passivität und Unsicherheit werden noch mehr Schmerzen mit sich bringen.

60 Delfin

Lebenskraft. Deine Freude ist ansteckend, verbreite sie. Lebe deinen Rhythmus. Geschmeidigkeit deines Körpers. Wir können in vielen Arten miteinander kommunizieren. Verbindung mit Kindern. Reite auf den Wellen. Wir sind vollkommen, und du weißt das.

61 Eichhörnchen

Sammeln. Lege einen Wintervorrat an und plane für die Zukunft. Doch lasse nun auch das, was deinem Wachstum nicht mehr dient, hinter dir zurück (Sorgen, Gedanken ...). Weder horten, noch die Zukunft vollkommen vergessen. Schnelligkeit und Ziellosigkeit können Fehler mit sich bringen.

62 Eidechse

Traumwelt. Suche die Symbole und Hinweise in deinen Träumen. Albträume zeigen dir deine inneren Konflikte auf: Versuche sie zu verstehen. Ist dein

Schlafplatz zum guten Schlafen und Träumen geeignet? Nutze das Wissen, was dir in Träumen offenbart wurde, um deine Umgebung und dein Leben zu verändern. Lebe deine Träume. Das Leben muss nicht immer so sein, wie es auf den ersten Blick scheint.

63 Elch

Selbstachtung. Der Stolz auf deine Weisheit ist begründet, doch erkenne auch deine Lehrer und die Helfer auf dem Weg deines Wachstums an. Das gleiche Potential ruht in jedem Menschen. Du hast Geschenke zu geben. Auch andere haben ebenwürdige Geschenke zu geben. Finde die Balance zwischen selbst erledigen und Aufgaben abgeben. Hilf anderen, ihre Weisheiten weiter zu geben.

64 Eule

Täuschung. Schaue durch das Dunkel der Nacht und erkenne Wahrheiten, wo andere nur Leere sehen. Durch Träume und Meditationen kommen Botschaften zu dir. Achtung: Schwarze Magie! Wird sie gegen dich eingesetzt oder bist du den Pakt mit der dunklen Seite eingegangen?

65 Falke

Botschafter. Schreibe anderen nicht vor, wie sie zu sein haben. Kläre deine eigenen emotionalen Ladungen. Werde empfänglich für Botschaften/ Zeichen/Visionen, die dir das Leben schickt. Es will dir was sagen. Alle Gaben sind gleich bedeutend.

66 Fledermaus

Wiedergeburt. Für die volle Entwicklung deines Potentials musst du dein altes Leben hinter dir lassen. Bereite dich auf mögliche Einweihungen vor. Wenn du dich gegen den natürlichen Strom stellst, ist eine Totgeburt möglich. Du neigst dazu, dir Hindernisse selbst zu erschaffen. Das Leben nach der Veränderung offenbart dir neue Möglichkeiten.

67 Frosch

Reinigung. Lass den Schlamm hinter dir und schwimme von nun an durch klares Wasser. Verabschiede dich von Personen, Orten, Situationen oder Dingen, die nicht deiner Idee von Klarheit und Gelassenheit entsprechen. Du hast die Kraft, deine Umgebung von jeder Trübung zu reinigen. Nimm dir Zeit, um für dich zu sorgen: Reinige dich und fülle dich wieder mit Energie auf.

68 Fuchs

Tarnung. Beobachte die anderen aus deinem Versteck heraus. Erkenne, wann es angebracht ist, sich zu offenbaren und wann, sich aus dem Sichtfeld zurück zu ziehen. Verstecke dich niemals vor dir selbst, bleibe du selbst. Erkenne, dass du ein Teil deiner Umgebung bist, verschmelze mit ihr. Wenn du etwas wirklich willst, dann sei auch bereit, tief danach zu graben.

69 Gürteltier

Grenzen. Auch „Nein" sagen ist wichtig. Übernimm nicht die Probleme der anderen. Es liegt an dir, die Grenzen festzulegen. Wenn du dich nur zusammenrollst und deinen Panzer zeigst, wirst du nicht deine weiche Seite leben und genießen können. Ängste und Zweifel schränken dich ein. Von Zeit zu Zeit wächst du aus deinen alten Hüllen heraus. Lege im Laufe deiner Entwicklung neue Grenzen fest.

70 Hase

Furcht. Negative Gedankenprozesse dominieren dich. Wenn du Angst hast, ziehst du noch mehr Angst an. Fürchtest du dich vor Kontrollverlust, Tragödien oder Katastrophen? Wenn ja, dann wird dir das Leben genau diese auch geben, ob du willst oder nicht. Suche dir einen Ort, wo du lernen kannst, deine negativen Gefühle loszulassen. Um weiter durch das Feld des Lebens zu hüpfen, musst du deine Furcht überwinden.

71 Hund

Loyalität. Hast du dich vielleicht aufgrund von Klatsch und Tratsch von einem treuen Freund abgewendet? Bleibst du dir und deinen Zielen treu? Einfühlungsvermögen und Verständnis für andere Menschen. Du bist es wert, im Kreis der Gemeinschaft zu stehen. Überwinde deine Angst, abgestoßen zu werden.

72 Jaguar

Integrität. Lebe dein Potential! Vergib anderen ihre Fehler und verurteile sie nicht von oben herab. Verlasse die Baumwipfel und stelle dich auf eine Ebene mit den anderen. Mitgefühl. Akzeptanz von Fehlern und Fehlschritten. Pass auf, dass du deine Macht nicht missbrauchst. Unehrlichkeit, Eifersucht und Intoleranz sind Zeichen von unausgewogener Integrität.

73 Kojote

Schwindler. Lerne von der Vergangenheit. Du legst dir Steine als Hindernisse auf deinen Weg. Nur DU erschaffst deine Erfahrungen. Selbstverleugnung. Sei aufrichtig mit dir selber. Vielleicht schwindelst du oder es schwindelt dich jemand an.

74 Kolibri

Freude. Du verbreitest Freude in der Welt. Lass Bewertungen hinter dir und lache mit einem offenen Herzen. Jegliche Art von Gefängnis wird dir schnell zum Verhängnis. Ist dein Problem möglicherweise ein verschlossenes Herz und die Unmöglichkeit, Freude mit anderen zu teilen?

75 Krähe

Gesetz. In den Augen der Krähe ist die Energie des Großen Geistes in allem präsent. Wo Licht ist, da ist auch Dunkelheit, sehe beides. Nur wenn du deine Wahrheit auch lebst, kannst du aus der Kraft der Krähe schöpfen. Im JETZT ankommen und leben. Öffne deine Liebe allem Sein.Veränderung deiner Realität. Leichtigkeit und Offenheit.

76 Lachs

Weisheit. Vertraue deiner Intuition, und du wirst immer deinen Weg nach Hause finden. Höre auf deine innere Weisheit. Akzeptiere, dass jede Situation eine Erfahrung ist, die deine Weisheit vertieft. Ist die Zeit gekommen, an deinen Ausgangspunkt zurück zu kehren? Finde den Weg in die Tiefe deines Herzens und verlasse die flachen Gewässer des Kopfes. Vervollständige den Kreis: Bringe Angefangenes zu Ende.

77 Libelle

Selbsttäuschung. Hast du Gewohnheiten, die du schon lange ändern wolltest? Jetzt ist die Zeit gekommen, dies zu tun. Du musst niemandem deine Fähigkeiten beweisen. Hast du anderen zuliebe auf deine Macht verzichtet? Nimm dir deine Macht zurück, denn sie gehört nur dir. Verbundenheit mit den Elementen: Feuer, Wasser, Erde, Luft.

78 Luchs

Geheimnisse. Sehe in die Geheimnisse der Menschen. Wenn du bereit bist, dann werden dir Geheimnisse anvertraut. Zeige das Lächeln um das Geheimnis. Traue deiner Intuition. Sei wach.

79 Maus

Genauigkeit. Der Schwerpunkt liegt in den Details, doch verliere auch das Gesamtbild nicht aus den Augen. Organisation. Geplantes Vorgehen. Übereilung und Überschätzung sind kontraproduktiv und sorgen nur für Verwirrung.

80 Opossum

Ablenkung. Stellst du dich im Falle eines Angriffs tot? Strategie. Vertraue deinen Instinkten und Eingebungen. Wenn du nicht auf die Spielchen anderer eingehst, so werden sie dich in Ruhe lassen. Steigere dich nicht zu sehr in dein Drama hinein. Gestehe es dir ein, wenn dir etwas zu schwierig erscheint. Für deine Handlungen schuldest du niemandem eine Erklärung oder Entschuldigung.

81 Otter

Medizin des Herzens. Öffne dich für andere Menschen ohne Vorurteile oder negative Emotionen (Angst, Neid oder Eifersucht) und heiße sie in deinem Leben willkommen. Machtspiele und Kontrolle behindern dich nur, lasse sie los. Das Leben wird wieder ein Spiel. Erfreue dich an den Erfolgen anderer. Gemeinsam die

Fülle des Lebens genießen. Teile und empfange Freude.

82 Pferd

Kraft. Auf deinem Rücken kannst du auch Schweres über einen langen Zeitraum tragen. Du hast die Kraft, auch große Hindernisse zu überwinden. Gönne dir nach deiner Arbeit auch ein Stück Zucker, genieße das Süße des Lebens. Heile und helfe deinesgleichen, wenn es nötig ist. Mitgefühl und Fürsorge sind deine Wege, um zu Kraft zu kommen. Überrennst du möglicherweise jemanden, indem du dein Tempo aufdrängst? Oder lässt du dir von anderen ein Tempo vorschreiben? Akzeptiere die Wege und die Art und Weise der anderen. Vergiss nicht, dass es auch für dich eine Zeit gab, als du noch nicht selber laufen konntest und Hilfe benötigtest.

83 Präriehuhn

Die heilige Spirale. Wie bewegst du dich durch das Leben? Tanze den Tanz des Lebens und versprühe seine Schönheit. Beobachte, in welche Richtung deine Energie fließt. Hast du deine Verbindung zur Quelle allen Seins verloren? – Deine Umgebung kann dir diese Frage beantworten. Verbinde dich mit Mutter Erde und deinem Körper und fühle die Energieflüsse in dir. Finde Wege, Harmonie zu leben.

84 Präriehund

Rückzug. Mache eine Pause und hole dir die verlorene Energie zurück, um erfrischt wieder durchstarten zu können. Nimmst du dir genug Zeit, um deine Grundbedürfnisse zu befriedigen? Durch Stille und Rückzug kannst du zu Stärke und Inspiration kommen. Rückzug ist kein Zeichen von Schwäche. Ein Schritt nach hinten kann gleichzeitig ein Schritt nach vorn sein. Ruh dich einfach mal wieder aus.

85 Rabe

Magie. Bewusstseinswandel. Wenn du bereit bist, dann finde den Mut und fliege in das Unbekannte, in die Dunkelheit der Nacht hinaus. Erkenne die Kraft des Unbekannten, die Magie an, ohne nach ihrer Herkunft zu suchen oder sie verstehen zu wollen. Lebe Magie.

86 Reh

Freundlichkeit. Mit deiner Liebe kannst du den Kern der anderen berühren. Sanftheit heilt Wunden. Liebe und Sanftheit zusammen befreien den Weg von Angst. Bedingungslose Liebe.

87 Schildkröte

Mutter Erde. Geben und Nehmen. Schutz und Verteidigung: Auch Zuschnappen ist manchmal angebracht. Erdung. Entwicklung braucht Zeit, verlangsame dein Tempo, um Vollendung zu ermöglichen. Dankbarkeit. Auf deinem Weg liegen unzählige Alternativen. Entschlüpfe deiner Opferrolle.

88 Schlange

Verwandlung. Wissen kann Gift in Medizin verwandeln. Männliche und weibliche Energien sind überall vorhanden. Magie ist die Veränderung deines Bewusstseins. Finde den Magier in dir. Streife die Haut der oberflächlichen Sicherheit ab. Suche einen neuen Rhythmus, um als Teil des Ganzen zu tanzen.

89 Schmetterling

Transformation. Es ist Zeit, eine völlig unbekannte Welt, eine neue Phase des Lebens zu betreten. Finde den Mut, dich in das Neue hinauszutrauen. Der natürliche Prozess : Gedanke – Entscheidung – Tat. Kreativität, geistige Klarheit und die Farben des

Lebens helfen dir, deinen Kokon, deine Schutzhülle zu verlassen.

90 Schwan

Grazie. Es ist die Zeit gekommen, dass du dich auf eine Transformation einlässt, vertraue in den Großen Geist und akzeptiere alles, was er für dich bereit hält. Gib den Kampf gegen den Strom des Lebens auf. Nur wenn du bereit bist, mit der Strömung zu gleiten, kannst du dich entwickeln. Vertraue deinen Intuitionen. Vergiss nicht deine Verbindung mit der Mutter Erde. Wenn du die anfängliche Verwirrung des ersten Fluges überwunden hast, wirst du deine Anmut in alle vier Himmelsrichtungen ausstrahlen.

91 Schwarzer Panther

Das Unbekannte umarmen. Du musst nicht alles verstehen. Vertraue und lasse dich auf das Unbekannte ein. Erlaube, dass einiges unbegreiflich ist und bleibt. Lass die Sorgen um die Zukunft los, andernfalls kannst du das Jetzt nicht vollständig auskosten. Finde in deinem Inneren den Teil, der Heilung nötig hat. Erinnere dich daran, wie es in der Dunkelheit der Gebärmutter war: weder Angst noch Sorgen, du konntest einfach sein.

92 Spinne

Weben. Dir ist es freigegeben, wo du dein Netz spinnst. Nutze die unzähligen Möglichkeiten, dein Werk zu erschaffen. Du kannst jederzeit deine Zukunft durch Entscheidungen im Jetzt verändern. Werde dir bewusst, dass das Männliche und das Weibliche gleichwertig sind. Wenn du deinen Blick zu sehr auf dich selbst beschränkst, so wird die Waage (männliche - weibliche) aus dem Gleichgewicht gebracht. Habe das Gesamtbild, den großen Plan, auch bei den kleinsten alltäglichen Handlungen im Blick. Löse deine Eifersucht auf und erfreue dich der Kreativität der anderen.

93 Stachelschwein

Unschuld. Vertraue und gebe so anderen die Möglichkeit, Liebe und Wärme mit dir zu teilen. Lass dem inneren Kind freien Lauf: Es will leben, spielen und mit leichtem Herzen genießen.

94 Stinktier

Ansehen. Selbstrespekt und Authentizität: Lebe, was du lehrst. Verlierst du irgendwo Energie? Werde dir deiner energetischen Ausstrahlung bewusst.

Überwinde deine Egozentriertheit. Entscheide, ob Nähe oder Distanz angebracht ist. Beachte die Körpersprache.

95 Truthahn

Weggeben. Gib des Gebens willen, ohne einen Ausgleich zu erwarten. Wenn du anderen etwas Gutes tust, dann tust du auch dir selber etwas Gutes. Teilen. Angst vor Mangel behindert dich nur. LASS LOS und sei frei.

96 Wal

Bewahren. Du besitzt übersinnliche Fähigkeiten wie z.B. Telepathie. Bist du dir dessen bewusst? Weisheit wird dir offenbart, sobald du dich den Strömungen hingibst und dich entspannst. Uralte Aufzeichnungen und die ursprüngliche Sprache helfen dir auf deinem Weg zur Beständigkeit. Erlaube die Töne: Trommeln, Musik und Naturgeräusche. Lausche den Melodien.

97 Wapiti

Ausdauer. Austausch von Energien zur Unterstützung des Zusammenlebens in der Gemeinschaft. Passe dich dem Tempo der Dinge an. Geben und Nehmen von Energie. Zusammenleben und füreinander da sein.

98 Waschbär

Sanfter Beschützer. Biete deine Hilfe an, ohne aufdringlich zu werden oder Abhängigkeiten zu kreieren. Lass Selbstmitleid los. Rede ehrlich über andere und verteidige diese, wenn jemand Unwahrheiten über sie verbreitet. Vergiss dich selbst nicht. Sei großzügig.

99 Wiesel

Verborgenheit. Schaue in das Wesen der Dinge. Biete Hilfe an, falls diese gebraucht wird, werde jedoch nicht aufdringlich. Selbstehrlichkeit. Schüttle den Zweifel ab, denn er bringt nur Nachteile mit sich. Verstecke dich nicht im Unterholz des Lebens, wenn du aus deiner Bahn geworfen worden bist. Versuche, wieder Klarheit in dein Leben zu bringen.

100 Wildschwein

Konfrontation. Selbstkonfrontation. Es ist Zeit, dass du dich deinen inneren Lügen und Ängsten stellst. Vermeiden und Verschieben sind keine Alternativen mehr, mach dir das klar. Werde dir deiner inneren Stärke bewusst und du wirst erkennen, dass du nicht hilfslos bist.

101 Wolf

Lehrer. Verkünde deine Wahrheiten und lehre den, der dir ein offenes Ohr schenkt. Jede Lebenserfahrung kann dich Neues lehren, öffne dich dieser Idee. Deine Intuition und Rückzug aus der Gesellschaft können Antworten offenbaren. Lehren und gelehrt werden.

Erzengel

102 Metathron
Ich lebe meinen Lebensplan.

103 Raziel
Ich suche und finde die tiefen Weisheiten des Lebens.

104 Zaphkiel
Ich bin auf dem richtigen Weg, auch wenn er gerade steinig ist.

105 Zadkiel
Ich vergebe und mir wird vergeben. Es sind Zeiten der Veränderung und des Wandels.

106 Camael
Ich lerne bedingungslos zu lieben und meinem Weg treu zu bleiben.

107 Michael
Ich bin auf allen Ebenen geschützt. Ich finde Ruhe, Gelassenheit und Sicherheit auch in schwierigen Situationen.

108 Raphael
Ich werde heil an Körper, Geist und Seele.

109 Uriel
Ich lasse Freude, Aktivität, Leidenschaft und Kreativität in mein Leben.

110 Gabriel
Ich erlange durch Reinigung und Klärung meine Klarheit und Wahrheit.

111 Sandalphon
Mein Leben ist reich gefüllt. So viel wartet noch darauf, von mir gelebt zu werden. Ich erlaube es.

112 Haniel
Ich kommuniziere ehrlich und lebe wahrhaftig. Mein Herz führt mich durch das Leben.

113 Japhkiel
Ich nehme in Dankbarkeit alle Erfahrungen meines Lebens an und erfahre Frieden.

114 Jophiel
Ich will alles im Leben erfahren und bin bereit, dafür auch alles aufzugeben.

115 Andon
Meine Seele ist vollkommen und rein.

Sternenklänge

116 Sonnenton - Ton H, 126,22 Hz
Der Ton der Quelle. Aus ihr strömt das Licht, welches die Dunkelheit auflöst. Lebenskraft, Energie und Wachstum. Öffnung für neue Dimensionen.

117 Meisterton - Ton C, 128 Hz
Innere Ruhe. Freiheit. Kontrollmuster aufgeben, Ängste überwinden, Vertrauen, Sanftheit und bedingungslose Liebe.

118 Jahreston OM - Ton Cis, 136,10 Hz
Auflösen von inneren Spannungen und Ängsten. Selbstvertrauen. Liebe, Dankbarkeit und das Gefühl vom Fliegen, der Schwerelosigkeit.

119 Mittlerer Sonnentag - Ton G, 194,18 Hz
Harmonisierung des Körpers. Zurückbringen verlorener Energien. Erweckung der sexuellen Energie. Die »Lebensbatterien« werden wieder voll aufgeladen.

120 Schuhmannresonanz - Ton H, 256 Hz
Anbindung an die kosmische Energie. Einklang. Entspannte Wachheit. Gesundheit. Alpha Wellen-

frequenz. Harmonisierung und Entspannung.

121 Synodischer Mondton - Ton Gis, 210,42 Hz
Die weibliche Energie erhöht die Fruchtbarkeit und die Fähigkeit, Liebe zu teilen. Der Kopf - Logik und Reden - ordnet sich dem Herzen - Liebe und Fühlen - unter. Romantische Sexualität.

122 Metonischer Mondzyklus - Ton B, 229,22 Hz
Selbsterkenntnis. In dieser Periode können wir einen klaren Blick auf unser Sein bekommen. Wahrheit im Leben.

123 Merkur - Ton Cis, 141,27 Hz
Kommunikation wird ermöglicht. Wertschätzung des Kopfes, des Intellekts und des Denkens. Vermittlung zwischen Körper, Geist und Seele.

124 Venus - Ton A, 221,23 Hz
All you need is love. Sexualität und Leidenschaft. Die tiefe bedingungslose Liebe.

125 Mars - Ton D, 144,72 Hz
Der Krieger. Willenskraft, Temperament und Ausdauer.

126 Jupiter - Ton Fis, 183,58 Hz
Wo komme ich her? Wo gehe ich hin? Gerechtigkeit und Großzügigkeit. Harmonie und Hoffnung.

127 Saturn - Ton D, 147,85 Hz
Erkennen und Beschränken auf das Wesentliche. Standhaftigkeit.

128 Uranus - Ton Gis, 207,36 Hz
Ausbrechen aus Mustern. Sich auf dem eigenen Weg auch gegen Widerstand durchsetzen.Freiheit und Unabhängigkeit, sich von äußeren Einflüssen befreien.

129 Neptun - Ton Gis, 211,44 Hz
Betrügst du dich selbst? Machst du dir Illusionen? Leg den Schleier ab und finde Zugang zu deinem höheren Selbst. Demut. Das Ende von Süchten.

130 Pluto - Ton Cis, 140,25 Hz
Erst wenn die Raupe gestorben ist, fliegt der Schmetterling. Grundlegende Transformationen. Schatten in Licht wandeln. Nur eine vollständige Tiefenreinigung kann dauerhafte Veränderungen mit sich bringen. Loslassen.

Schüsslersalze

131 Calcium fluoratum 1

Die Suche nach Sicherheit hat zum Klammern und zur Starre geführt. Ich löse die Spannungen und finde zurück zu mir selbst.

132 Calcium phosphoricum 2

Die Taktik des Betonens meiner Schwächen, um Aufmerksamkeit zu bekommen, ist nicht mehr angebracht. Ich lebe die Stärke meiner Individualität.

133 Ferrum phosphoricum 3

Ich erkenne, dass das Leben weder ein Kampf noch ein sich ewig wiederholender Zyklus ist. Dies ermöglicht mir, aus Mustern auszubrechen und neue Visionen zu erschaffen.

134 Kalium chloratum 4

Meine Bedürfnisse sind meine Priorität, erst wenn diese befriedigt sind, kann ich für andere sorgen.

135 Kalium phosphoricum 5

Meine Selbstachtung beinhaltet die Erkenntnis, dass Aufopferung für andere meiner eigenen Entwicklung schadet.

136 Kalium sulfuricum 6

Ich stelle Traditionen und Rituale infrage, um die angemessene Aufmerksamkeit meinen individuellen Bedürfnissen widmen zu können.

137 Magnesium phosphoricum 7

Ich bin bereit, endlich Frieden in mir und mit meiner Umwelt zu finden. Der Kampf ist vorbei. Ich nehme mich und das Leben an.

138 Natrium chloratum 8

Ich breche aus den Mustern aus, welche mir eine oberflächliche Sicherheit geboten haben, um wieder in das »richtige« Leben mit Dynamik und Entwicklung einsteigen zu können.

139 Natrium phosphoricum 9

Meine aufgestauten Emotionen ermöglichen keine ehrliche Kommunikation. Erst, wenn ich sie loslasse und mich angstfrei ausdrücke, kann eine natürliche und gesunde Art des Miteinander entstehen.

140 Natrium sulfuricum 10

Meine Selbstzerstörung wird auf einmal offensichtlich. In diesem Prozess der Wandlung kann ich diese

Umstände ändern und mehr Klarheit über mein Wesen erlangen.

141 Silicea 11
Ich überwinde meine emotionale Starre und kann eine gesunde Ausdrucksform meiner Gefühle finden.

142 Calcium sulfuricum 12
Ich war aus Angst ein Einzelgänger. Ich werde Teil des Teams. Ich sehe, dass es andere Menschen gibt, die den gleichen Weg gehen und dass das Teamfeuer mehr erschaffen kann, als ich es allein je könnte.

143 Kalium arsenicosum 13
Ich fühle mich wieder wohl in meiner Haut und lasse meine Lebensenergie heilend mich durchströmen.

144 Kalium bromatum 14
Ich finde ein neues Gleichgewicht in mir. Ich habe nun die Kraft, mich zu heilen und energetische und emotionale Stauungen aufzulösen.

145 Kalium jodatum 15
Ich lasse los. Durch mein Festhalten an Altem hatte ich mich in einer Festung eingesperrt. Meine

Symptome waren Zeichen, dass es Zeit ist, dieses Eingesperrtsein zu beenden.

146 Lithium chloratum 16
Zeit des Entgiftens. Meine Niere, mein Darm, meine Leber bekommen nun die nötige Unterstützung, die Gifte auszuleiten. Dadurch werden auch mein Kopf und mein Herz wieder frei.

147 Manganum sulfuricum 17
Ich regeneriere mich. Meine Organe und Gewebe können erneuert, mein Immunsystem gestärkt und meine Energie genährt werden.

148 Calcium sulfuratum Hahnemanni 18
Ich bin es mir wert, mich nicht weiter zu vergiften: weder durch Schwermetalle, noch durch Angst oder negative Gedanken.

149 Cuprum arsenicosum 19
Ich stehe wieder im Saft. Lebensfreude, Frische und geistige Klarheit bestimmen mein Sein.

150 Kalium-aluminum sulfuricum 20
Ich komme wieder in den Fluss. Ich hatte mich und

mein Leben konserviert. Ich erlaube, wieder durchströmt zu werden.

151 Zincum chloratum 21

Ich hatte einiges körperlich, emotional oder mental nicht verdaut. So wurde es abgelagert und hat mein Weiterkommen beeinträchtigt. Ich integriere, lasse los und bin wieder frei.

152 Calcium carbonicum Hahnemanni 22

Wie oft hatte ich schon die Nase voll. Nun bin ich bereit, mein Wohlbefinden und meine Wahrheit an die erste Stelle meiner Prioritätenliste zu setzen.

153 Natrium bicarbonicum 23

Ich war sauer auf mich, auf andere und auf das ganze Leben. Frieden bringt mein fröhliches Gemüt zurück.

154 Arsenum jodatum 24

Ich bin nicht mehr schwächlich, unfähig oder nicht gut genug. Ich bin ich und ich bin gut.

Sternbilder

155 Widder

Grenzen durchbrechen. Der Widder ist mutig, temperamentvoll und sucht das Unbekannte, Neue. Leicht erregbar und sehr Jetzt-bezogen. Spontanität.

156 Stier

Standhaftigkeit. Geduld. Das Bekannte. Er versucht die Menschen seiner Umwelt, seine Herde, zusammenzuhalten. Definition und Bewusstheit von Grenzen.

157 Zwilling

Dualität. Telepathische Fähigkeiten. Intellekt und Kopf sind wichtig für den Zwilling. Vervollständigung durch das Gegenstück. Extrovertiert.

158 Krebs

Der Krebs lebt und genießt allein. Isolation und Zurückgezogenheit. Empfindlichkeit gegenüber fremden, unbekannten Schwingungen. Ausdauer. Verzicht auf Luxus und Überflüssiges.

159 Löwe

Der unangefochtene König der Steppen. Ausgeprägte Autorität. Ehrgeiz. Entschlossenheit. Offen für seinesgleichen. Der Löwe weiß, was er will.

160 Jungfrau

Die Jungfrau ist anspruchsvoll und analysiert ihre Umwelt gewissenhaft. Liebe der Details. Genauigkeit. Zuverlässigkeit.

161 Waage

Andauernde Suche nach Gerechtigkeit. Ausgeglichenheit und Balance. Unschuld. Stabilität. Das weiße Kleid der Gerechtigkeit.

162 Skorpion

Risikobereitschaft. Nähe zum Tod. Leben unter extremen Umständen. Beschäftigung mit spirituellen Fragen. Suche nach Herausforderungen.

163 Schütze

Wenn der Schütze in die Ecke gedrängt wurde und keinen anderen Ausweg sieht, dann weiß er gleichermaßen, sich zu verteidigen und anzugreifen. Er steht oft im Mittelpunkt einer Gesellschaft. Der Schütze wählt bewusst und bestimmt aus der Vielseitigkeit seiner Möglichkeiten.

164 Steinbock

Aus dem Wenigen, was sich ihm anbietet, weiß der Steinbock viel zu erschaffen. Gründlichkeit und geplantes Vorgehen. Unsicherheit gegenüber Unbekannten. Der Steinbock hat den Blick für das Gesamtbild.

165 Wassermann

Der Wassermann widmet sich der Verbesserung seiner Umwelt. Der Weltverbesserer. Der andauernde Versuch, alltägliches Leben und Spiritualität zusammenzubringen. Offenheit gegenüber neuen Ideen.

166 Fisch

Der Fisch hat ein hohes spirituelles Leben. Offenheit gegenüber Intuition und Visionen. Die Fähigkeit, Träume wahr werden zu lassen und Chaos in Ordnung aufzulösen. Perfektionismus. Für seine Lebensaufgabe gibt er sich gerne hin und verzichtet auf Nebensächlichkeiten. Phantasie.

Seelenzeichen der Maria Magdalena

167 Liebe Jetzt

Ich verschenke meine Liebe jeden Tag neu. Ich will sie nicht besitzen oder festhalten. Meine Liebe ist Güte und Mitgefühl.

168 Hinwendung

Ich wende mich meinen Mitmenschen zu und bin offen für die Begegnungen.

169 Aussöhnung

Ich söhne mich mit meiner Vergangenheit aus und gehe damit wichtige Schritte zu meiner Heilung.

170 Erlösung

Wenn ich wirklich möchte, kann ich alle Verstrickungen lösen.

171 Gemeinsamkeiten

Ich konzentriere mich auf das Verbindende zu anderen Menschen und nicht mehr auf das Trennende. So kann Begegnung und Harmonie entstehen.

172 Wertschätzung

Ich achte die kleinen Dinge in der gleichen Weise wie die großen. Durch meine kleinen Handlungen werden meine großen geprägt.

173 Leben

Ich lebe mein Leben in Frieden, Freiheit, Liebe und Heiterkeit.

174 Erfüllung finden

Die Antwort für ein erfülltes Leben liegt in mir. Ich fühle mich, ich denke, ich tue, ich erfülle mich.

175 Glücklich sein

Ich entdecke in mir das wieder, was mir am meisten bedeutet und was ich glaubte, verloren zu haben.

176 Bedanken

Ich danke der Schöpfung für jeden Tag, den ich leben darf. Ich danke für gestern, für heute und für alles noch Kommende. Wer seine Lebensaufgabe anerkennt, erkennt dankbar das Leben und seine Aufgaben.

177 Gewissen
Ich folge der Stimme in mir, die mir in jeder Situation sagt, was richtig ist. Menschliche Gesetze von heute können morgen Unrecht sein. Ich allein fühle, was im Einklang mit mir und meinem Gewissen steht und handle danach.

178 Ziele
Nur Herzensziele sind wahre Ziele, denn sie geben mir Kraft, sie machen mich glücklich. Ich fühle mich im Einklang mit mir selbst und dem Universum. Herzensziele sind der Grund, warum ich hier bin.

179 Vertraut sein
Vertraut sein ist Liebe, ist Hände reichen, ist da sein ohne Erwartung, ohne Forderung. Ich nehme die Verantwortung an. Ich mache mich vertraut mit Allem was ist.

180 Beten
Voller Hingabe öffne ich mein Herz zum Gespräch mit der Quelle allen Seins.

181 Wunschlosigkeit
Ich bin still tief in mir. Der See liegt ruhig und glatt. Ein geworfener Stein kann nur einige Kreise ziehen.

Wo immer ich hingestellt bin, fülle ich diesen Platz aus. Ich akzeptiere, was ist.

182 Mutter Erde

Das Herz der Erde schlägt für alle Menschen und Wesen in Liebe.

183 Gegensatz

Im Gegensatz erkenne ich meinen Mangel. Ich nehme ihn an als fehlendes Teil von mir und finde Ausgleich durch Liebe.

184 Gleichgewicht

Der Geist überlässt dem Gefühl die Führung. Gleichgewicht entsteht. Ich bin Alles und Eins und Eins und Alles. Ich ruhe in mir.

185 Familie

Wenn sich Geist mit Gefühl vereint, entsteht neues Leben – immer wieder, immer neu und so alt wie die Welt.

186 Geschwister

Alle Kinder Gottes sind Geschwister, verwandt im Geist und in ihrer Seele. Ich lebe Geist und Seele.

187 Weg des Friedens
Ich lebe Frieden, also bin ich Frieden. Allen Wesen dieser Erde begegne ich als Frieden.

188 Wer bin ich
Als Kind allen Seins komme ich aus dem Sein. Ich erkenne Leben als Ausdruck der Göttlichkeit und kehre zurück ins ewige Sein.

189 Atem des Lebens
Alles Leben ist unendliche Wiederkehr, ewiger Kreislauf, Wandlung und Transformation. Das ewig Weibliche und das ewig Männliche bedingen einander wie Einatmen und Ausatmen, Entstehen und Vergehen aus dem Sein, das Verströmen und das dorthin Zurückkehren.

190 Bewusstsein
Schöpfung ist lebendiges Bewusstsein. Ich bin bewusstes Leben und mein Bewusstsein durchströmt alle Schöpfung vom Anfang bis zum Ende aller Zeit.

191 Glückseligkeit
Der einzig wahrhaftige Sinn des Lebens ist zu lieben. Genug zu lieben, ist Glückseligkeit.

192 Ausgleich
Ich bin mehr. Ich bin der Ausgleich der Gegensätze zwischen Himmel und Erde, zwischen Mann und Frau. Ich bin das Einswerden des Körpers mit dem Geist.

193 Kosmische Hochzeit
Begehren wird zu Liebe. Das kleine Ich verschmilzt im großen Ich des Seins.

194 Göttliches Gesetz
Alles, was ist, unterliegt dem Gesetz der Schöpfung.

195 Klang
Am Anfang war das Wort und das Wort ist Klang, ist Schwingung und die Vibration der Schöpfung. Ich bin schwingender Klang in Körper, Seele und Geist.

196 Zusammen spielen
Das ist es, was meine Seele will. Gemeinsam sein, gemeinsam tun. Freiwillige Rückkehr ins gemeinsame Bewusstsein als Akt der reinen Liebe. Ich bin, daher liebe ich.

Pflanzen

197 Baldrianwurzel

Ich werde ruhig und kann Schlaf finden. Meine Konzentration schärft sich und meine Nervosität beruhigt sich.

198 Bärentraubenblätter

Ich finde meine Ruhe und kann mich erholen für den nächsten Tag.

199 Birkenblätter

Ich reinige mich und entgifte. In meinem Körper waren viele Gifte abgelagert, die zu Schmerzen und Entzündungen geführt haben.

200 Brennesselkraut

Ich aktiviere meinen Stoffwechsel und reinige mein Blut. Meine Leber wird entlastet von Wut, Groll und anderen Giften.

201 Ringelblume

Die Entzündungen und Narben meines Lebens, meiner Seele und meines Körpers dürfen nun heilen.

202 Enzianwurzel

Auch bittere Erfahrungen sind wichtig im Leben. Sie helfen uns, zu verdauen und wieder Appetit und Geschmack auf Neues zu bekommen. Da läuft das Wasser schon im Mund aus Vorfreude zusammen.

203 Faulbaumrinde

Zurückgehaltenes, Altes und Verhärtetes kann endlich losgelassen werden.

204 Fenchel

Die Verspannungen und Krämpfe in meinem Atem und meinem Bauch lösen sich auf. Ich kann wieder frei atmen.

205 Heidelbeeren

Wenn das Leben nicht süß genug sein kann, und wir den Bauch nicht voll genug bekommen können und uns dabei übernehmen. Hilft zur Reinigung der Gier.

206 Herzgespann

Meinen Herzrhythmus wieder finden. Mein Herz befreien von Irritationen und Unruhe.

207 Huflattichblätter
Meine Stimme ist wieder klar und kräftig, mein Atem frei und tief.

208 Kalmuswurzel
Endlich wieder Lust auf das Leben bekommen. Reinigung von äußeren Einflüssen.

209 Kümmel
Schwer Verdauliches kann nun endlich geklärt werden. Verkrampfungen gelöst, Gestautes ausgeschieden und losgelassen. Ich fühle mich wieder wohl in meiner Haut.

210 Lindenblüten
Ich schwitze aus und lasse los, worauf ich verschnupft bin. Mein Atem wird wieder leicht und frei, und ich komme zur Ruhe.

211 Löwenzahnwurzel
In der Leber gestaute Emotionen, Gedanken und Wünsche herauslassen. Wut und Zorn klären. Das Blut reinigen.

212 Melissenblätter

Ruhe finden und erholsam schlafen können. Hilft, uns wieder zu öffnen, wenn wir uns vor zu nahem Kontakt mit der Umwelt schützen.

213 Mistelkraut

Wenn der Druck zu hoch wird und Entspannung dringend nötig ist. Hilft, uns gegen Fremdes zu wehren, welches von uns Besitz ergreifen will.

214 Pfefferminzblätter

Damit die Galle nicht mehr hochkommen muss, weil wir immer alles runterschlucken, anstatt wir gesund für unsere Werte einstehen. Löst damit auch entstandene Stauungen, Verkrampfungen und Schmerzen.

215 Rosmarin

Wenn wir steif werden, Flexibilität verlieren, Altes nicht loslassen wollen und dadurch keinen Appetit auf Neues bekommen.

216 Salbeiblätter

Wieder kräftig zubeißen können. Die innere Balance finden. Den Geist frisch halten. Sich selber nähren können.

217 Schafgarbenkraut

Wenn wir ausbluten, oder Säfte und Kräfte in anderer Form verlieren, ist es Zeit, uns wieder zu stabilisieren.

218 Sennesblätter

Nicht mehr kurz vor dem Ende aufgeben. Beharrlichkeit unterstützen, denn sie führt zum Erfolg.

219 Spitzwegerich

Leben kann so frei wie ein endlos tiefer Atemzug sein. Ohne Stockungen und Blockaden. Unsere Haut kann so rein und unverletzlich sein, dass sie uns immer schützt.

220 Süßholzwurzel

Wenn wir uns innerlich zerstören und Milde, Süße und Geborgenheit brauchen, um wieder zu vertrauen.

221 Tausendgüldenkraut

Wenn die feine Balancierung in unserem Leben verloren gegangen ist, und das Zusammenspiel aller Elemente nicht mehr stimmt.

222 Thymian

Endlich ohne Angst die Wahrheit aussprechen und dadurch wieder frei atmen können.

223 Wermutkraut

Lösen von Wut und Zorn. Verstopftes frei machen, nicht heilen Wollendes endlich abschließen.

Homöopathie

224 Aconitum napellus - Blauer Eisenhut
Ich fühle meine Wehr- und Mutlosigkeit. Meine Gleichgültigkeit hat bisher eine Verbesserung der Lebensqualität behindert.

225 Allium cepa - Küchenzwiebel
Meine Verzweiflung, mein mangelndes Selbstvertrauen und das Festhalten an verlorenen Posten verhinderten die nächsten Schritte auf meinem Weg.

226 Apis mellifica - Honigbiene
Angst vor der Einsamkeit und andauernde Unzufriedenheit hatten mich gelähmt.

227 Argentum nitricum - Silbernitrat
Mein Leben wurde von meinen Ängsten geleitet. Unangemessene Eile und Hektik hatten fehlende innere Klarheit kompensiert.

228 Arnica montana - Bergwohlverleih
Um Auseinandersetzungen aus dem Weg zu gehen, habe ich mich wie ein verletztes Tier in die Einsamkeit zurückgezogen.

229 Arsenicum album - weißes Arsenik
Kleinlichkeit, Neid und Geiz wurden aus innerer Unruhe und Unklarheit genährt.

230 Aurum metallicum - Gold
Ich bin bereit, kompromisslos meine inneren und äußeren Werte in Einklang zu bringen, um die goldene Seite des Lebens erfahren zu können. Dann kann ich alle Kontrollspiele aufgeben.

231 Barium carbonicum - Bariumkarbonat
Mit Selbstvertrauen, Eingebundenheit und Offenheit Fremdem gegenüber, überwinde ich meine innere Wertlosigkeit und Isolation.

232 Belladonna - Tollkirsche
Durch angemessene Ausdrucksformen meiner vorhandenen Lebenskraft kann ich meine Blockaden abbauen und meine Flucht in Fantasiewelten aufgeben.

233 Bellis perennis - Gänseblümchen
Welcher ist mein Lebensweg? Inwiefern bin ich bereit, mich darauf einzulassen?

234 Bryonia alba - Weiße Zaunrübe
Ich kann meine Sturheit und Verhaftung an alten Sicherheiten aufgeben. Ich habe aus mangelndem Vertrauen dem Geld bisher eine zu große Bedeutung im Leben gegeben.

235 Calcium carbonicum - Austernschalenkalk
Ich bin es wert. Nun kann das Leben mich wieder beschenken.

236 Calcium fluoratum - Flussspat
Durch mangelndes Selbstbewusstsein habe ich bisher Halt bei anderen um jeden Preis gesucht. Dadurch war ich beeinflussbar.

237 Calcium phosphoricum - Kalziumhydrogenphosphat
Ich habe meine eigenen Bedürfnisse unterdrückt, habe mich auf falsche Freunde eingelassen und mich klein und hilflos gemacht.

238 Carbo vegetabilis - Holzkohle
Mein Konflikt findet zwischen Verstand und Intuition statt. Die Unterordnung unter die Interessen anderer hat meine Lebensenergie erschöpft.

239 Carduus marianus - Mariendistel
Wo ist meine Motivation und treibende Kraft geblieben?

240 Causticum - Ätzstoff aus Carraramarmor
Ich setze meine eigenen Bedürfnisse nun vor Mitgefühl und Nächstenliebe.

241 Chamomilla - Echte Kamille
Ich habe Unabhängigkeit und Zugehörigkeit gleichermaßen angestrebt. Noch scheint es wie ein »Entweder - oder« zu sein, doch eine dritte Möglichkeit tut sich auf.

242 China officinalis - Chinarindenbaum
Die Lebensenergiebatterie ist leer. Ich bin ausgebrannt. Ich habe mir Lebensfreude untersagt.

243 Cimicifuga racemosa - Traubensilberkerze
Aus Angst vor mir selbst verzichte ich auf das Ausleben meines Potentials und suche nach Ablenkung, um nicht das Wesentliche sehen zu müssen.

244 Kreosotum - Buchenholzteer
Von außen wurde mir etwas aufgezwungen oder in mir aktiviert. Die treibende Kraft ist NICHT in mir.

245 Colocynthis - Bittergurke
Ewige Anpassung und Runterschlucken hat Energie angestaut. Diese will nun raus.

246 Cuprum metallicum - Kupfer
Meine emotionalen Wunden sind noch nicht geheilt. Distanz soll mich schützen. Doch nur Heilung macht mich wieder bereit für das Leben und die Nähe zu Menschen.

247 Drosera rotundifolia - Sonnentau
Ich habe zwanghaft Harmonie mit jedem und allem gesucht und dabei Manipulation gelebt und erlaubt.

248 Euphrasia - Augentrost
Ich habe die Realität verleugnet und mich damit selbst betrogen.

249 Ferrum phosphoricum - Phoshorsaures Eisen
Ich war gefangen im Kreis des Lebenskampfes, aussichtlos und wütend auf mich selbst.

250 Gelsemium - Falscher Jasmin
Meine innere Spannung und Anfälligkeit gegenüber Einflüssen war sehr hoch. So war ein Zusammenbruch möglich und wahrscheinlich.

251 Graphites - Reißblei
Ich war erstarrt und gefangen in der Unentschlossenheit.

252 Hyoscyamus niger- Bilsenkraut
Ich war aggressiv und eifersüchtig und habe nach Anerkennung durch Sex gesucht. Ich war geschwätzig.

253 Hepar sulfuris calcareum - Kalkschwefelleber
Durch meinen Wunsch nach Dominanz habe ich versucht, andere nach dem eigenen Bild zu formen. Jeder Mensch ist einzig und allein für sich selbst zuständig und verantwortlich.

254 Hypericum perforatum - Johanniskraut
Ich habe Schmerz und Leiden genossen und hatte mangelndes Vertrauen in das Leben.

255 Ignatia - Ignatiusbohne
Ich war innerlich unruhig, übertrieben vorsichtig, nervös und akzeptierte keine Kritik.

256 Ipecacuanha - Brechwurzel
Meine aktuelle Situation ist »zum Kotzen«, aber der Wille zur Veränderung fehlt noch.

257 Kalium bichromicum - Kaliumbichromat
Aufgrund von fehlendem Lebensinhalt habe ich das Wohl der anderen in den Mittelpunkt gerückt. Welches sind aber meine Bedürfnisse?

258 Kalium phosphoricum - Kaliumhydrogenphosphat
Ich habe gehortet, um anderen etwas anbieten zu können. Doch was brauche ich für mich?

259 Lachesis muta - Buschmeisterschlange
Aus Angst vor erneutem Schmerz habe ich keine Liebe, Sexualität und Individualität mehr zugelassen.

260 Ledum palustre - Sumpfporst
Wegen innerer Wut war ich stur und verschlossen.

261 Lycopodium - Bärlappsporen
Kompromisse sind es nicht wert, gelebt zu werden. Ich will nichts mehr verstecken müssen.

262 Mercurius solubilis - Quecksilber
Ich lebe das ewige Kind in mir aus, mit Fantasie, Beweglichkeit und Aggression.

263 Natrium chloratum - Kochsalz
Es war mir nicht möglich, positive Gefühle zu akzeptieren und zu genießen.

264 Nux vomica - Brechnuss
Impulsivität und Überaktivität prägen meine Reaktionen. Probleme und Kritik anzunehmen, fällt mir schwer. Natürlich sind immer die anderen schuld.

265 Phosphorus - Gelber Phosphor
Meine Sehnsucht ist es, der Mittelpunkt der Aufmerksamkeit meines Umfeldes zu sein. Ich liebe Berührung und Erotik und bin leicht verärgert.

266 Pulsatilla pratensis - Küchenschelle
Mein Kopf steckt oft im Sand. Hinter Unausgeglichen-

heit und Suche nach Extremen versteckt sich mein sanftes, empfindliches und schüchternes Wesen.

267 Rhus toxicodendron - Giftsumach
Es ist für mich notwendig, fortwährend in Bewegung zu bleiben und unmöglich, Ruhe zu genießen oder anzukommen.

268 Ruta graveolens - Weinraute
Ich muss alle Qualen ertragen und habe resigniert. Ich habe mich selbst beschränkt in meinen eigenen Handlungsmöglichkeiten.

269 Sepia - Tintenfisch
Durch meine Ängstlichkeit bin ich anfällig und emotional fragil.

270 Silicea - Kieselsäure
Zwanghafte Ordentlichkeit und starrer Idealismus beeinträchtigen meine Lebenslust.

271 Sulfur - Schwefelblüte
Wenn ich doch nur die Kraft hätte, all meine Ideen auch umzusetzen, dann bräuchte ich mich nicht mehr so wichtig zu nehmen und würde Klarheit in mein Leben bringen.

272 Symphytum officinalis - Beinwell
Durch inneres Gebrochensein leide ich oft, ohne nach den Ursachen zu suchen.

273 Tarantula hispanicaa - Spanische Tarantel
Überaktivität, um Veraltetes am Leben zu erhalten, führen zu meiner Verausgabung.

274 Thuja occidentalis - Lebensbaum
Lügen und Unwahrheiten führen zur inneren Gespaltenheit. Reizbarkeit und Versteckspiele endlich beenden und zur eigenen Schattenseite stehen können.

275 Staphisagria - Ritterspornsamen
Wenn Kummer sich mit Zorn mischt und Selbstvorwürfe zur Selbstzerstörung führen, gibt es nur einen Ausweg: die essentielle Befreiung von allen Mustern.

Kristalle

276 Achat

Es ist Zeit zur Einsicht für mich: Wachstum, Stabilität und Konzentration auf das Wesentliche.

277 Amethyst

Zeit der Spiritualität, des inneren Friedens und der Zufriedenheit. Meine Wachheit und mein Urteilsvermögen ermöglichen Einklang und Harmonie.

278 Apophyllit grün

Ich nehme die Maske der Unehrlichkeit, der Angst und der Beherrschung ab. Mir wird die Macht meiner Schuldgefühle bewusst.

279 Aquamarin

Mit Ausdauer und Stabilität kann ich etwas zu Ende bringen.

280 Azurit

In meiner Kommunikation lebe ich vollkommene Ehrlichkeit. Die Wahrheit will heraus. Eine Reise in das Innere, in die Stille, in eine Meditation.

281 Bergkristall

Klarheit in allen Lebensaspekten, Ausgeglichenheit zwischen den Gehirnhälften und die Verteidigung meines eigenen Standpunktes.

282 Beryll

Fördert Zielstrebigkeit und Effizienz. Gibt Antrieb. Fördert Sorgfalt und systematisches Vorgehen. Stabilität bei starken Belastungen.

283 Calcit

Beschleunigt geistige Entwicklungen. Aktiviert das Gehirn. Hilft, Energie zu verteilen, Tatkraft, Selbstvertrauen, Standhaftigkeit.

284 Chalcedon blau

Beenden von Unterdrückung und das Erkennen unserer Fähigkeiten. Unseren Gedanken eine einmalige Schärfe geben. Spirituell verwirklichen.

285 Chrysoberyll

Selbstdisziplin und Aufrichtigkeit lassen unsere Fähigkeiten aufblühen. Altes vergeben, Ursachen für Krankheit erkennen und jetzt im Frieden leben.

286 Chrysopras

Vertrauen ins Leben. Die Welt kann uns auf's Neue beeindrucken und in Staunen versetzen. Erkenntnis, wie wir Wachstum unterstützen können. Geistesgegenwart. Treue. Ehrlichkeit.

287 Citrin

Lebensfreude, Optimismus und Sicherheit. Ich habe die Kraft und den Mut, mich auf einen Neuanfang einzulassen.

288 Diamant

Vollkommenheit, Unbesiegbarkeit, Treue zu mir selbst und Vertrauen. Leerstellen im Energiefeld auffüllen.

289 Feueropal

Verbindung von Intuition und Intellekt. Die Höhen und Tiefen des Lebens ermöglichen durch Bewusstwerdung eine andauernde Veränderung und somit Fortschritt.

290 Granat Pyrop

Gesundheit und Anhebung der Lebensqualität. Der Einklang mit meiner inneren Weisheit führt zur Entfaltung meiner schöpferischen Kraft.

291 Heliotrop
Aktivierung der Energiereserven. Ich habe den Mut, die Vergangenheit hinter mir zu lassen, die Zukunft als ungewiss anzuerkennen und im Hier und Jetzt anzukommen.

292 Koralle weiß
Lösungen kommen in greifbare Nähe. Die Fähigkeit des Zuhörens und der emotionalen Ruhe. Blockaden werden aufgelöst.

293 Kunzit
Die eigene Mitte finden und einen kühlen Kopf bewahren. Bedingungslose Liebe und Hingabe.

294 Labradorit
Ich erkenne die Verantwortung für die Erfahrungen an, die ich gewählt habe zu machen, und somit die Tatsache, dass ich der Erschaffer meines Lebens bin.

295 Lapislazuli
Ich lebe meine Weisheit, die Ehrlichkeit und die Würde. Aufrichtig und gelassen.

296 Mondstein

Rhythmus: Ausgeglichenheit zwischen den Höhen und Tiefen des Leben. Intensives Traumleben und Reisen.

297 Obsidian

Integration aller Teile meines Seins. Erdung. Aufleben alter Fähigkeiten und Aufheben der Konsquenzen vergangener Traumen und Schocks.

298 Pyritsonne

Emotionales Wohlbefinden und Bewahren schöner Erinnerungen.

299 Rosenquarz

Lebe deine Bedürfnisse. Stimuliert die sanfte Liebe und die Möglichkeit, Schönheit wahrzunehmen.

300 Rubin

Vitalität, Lebenslust, Leidenschaft und Sexualität.

301 Saphir schwarz

Konzentration und die Ausdauer, den eingeschlagenen Pfad weiter zu gehen. In angemessenem Maße ist

Selbstkritik dem Wachstum förderlich. Freude und Wohlstand.

302 Schlangenjaspis

Schutz gegenüber allen Arten von Infektionen. Kraft und Durchhalten in der Ausweglosigkeit. Bessere Verbindung zwischen Geist und Seele.

303 Serpentin

Minderung von Aggressivität und das gezielte Einsetzen von Energien zur Problemlösung.

304 Smaragd

Ausgebildeter Sinn für Schönheit und Harmonie. Inspiration und inneres Sehen.

305 Sonnenstein

Ja zum Leben. Hervorheben und Einsatz der eigenen Stärken, um weiterhin in Bewegung zu bleiben.

306 Topas golden

Selbstverwirklichung, die Erfolg in allen Aspekten des Lebens mit sich bringt. Wahre Liebe.

307 Türkis
Ich habe die Kraft und Energie, mein Leben in MEINE eigene Hände zu nehmen.

308 Turmalin rosarot
Auch in der Liebe kann ich unabhängig bleiben. Vitalität und Lebensfreude.

309 Turmalin schwarz
Durch Gelassenheit kann ich meine positive Energie auch in auswegslosen Situationen bewahren.

Ein besonderer Dank an Ursula Walter und Till Abele, die Beschreibungen der Maria Magdalena-Zeichen verwenden zu dürfen.

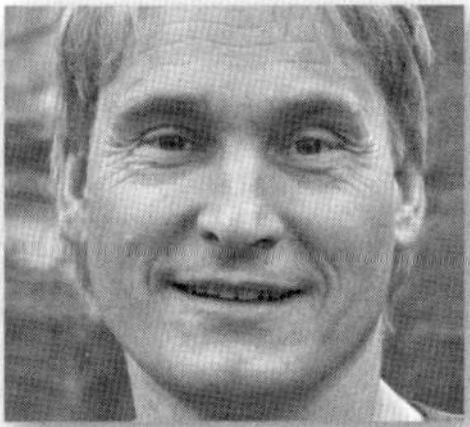

Uwe Albrecht wurde 1966 im Osten Deutschlands geboren. Er ist Arzt und ein Vorreiter der Energetischen Medizin. Neben der klassischen erlernte er Chinesische Medizin, klassische europäische Heilweisen, Physioenergetik, AORT, Homöopathie, Regulationsmedizin, Emotionaltherapien und heilige Geometrie. Aus seinen Erkenntnissen und Erfahrungen entwickelte Uwe Albrecht innerwise®, ein energetisches Heilsystem.

Notizen